Norbert Messing

Die Darmflora

Bifidus und Lactobacillus als »Gesundheitserreger«

* Schutz vor chronischen Leiden
* Stärkung der Immunkraft
* Wirksame Entgiftung
* Zusätzliche Lebensenergie

VERLAG NORBERT MESSING

2. Auflage 1996

Postfach 1217, 76663 Bad Schönborn,

Telefon 07253/3718, Fax 33955

Satz: Professional Publishing Weber, Ettlingen

Herstellung und Druck: Druckerei & Verlag Steinmeier, Nördlingen

ISBN 3-927124-25-7

Inhaltsverzeichnis

SEITE 5

Einleitung: Prof. Ilja Metschnikow - oder das «ewige Leben»

SEITE 6

Bakterien - winzige Ursachen für eine starke Gesundheit!

SEITE 9

Der Darm - «Schicksalsorgan» des Menschen

SEITE 13

Jeder ist bedroht

SEITE 14

«Eubiose» und «Dysbiose»

SEITE 16

Milchsäurebakterien für die eigene Gesundheit nutzen

SEITE 21

Tips für eine stabile Darmgesundheit

SEITE 22

So können Sie die Darmflora *direkt* stärken!

SEITE 26

Buchanhang: Journal für gesundes Leben

Einleitung

Professor Ilja Metschnikow - oder das «ewige Leben»

Die Vorlesungen des etwas exzentrischen Professors waren berühmt und sorgten für reichlich Gesprächsstoff. Nur selten enttäuschte er seine Zuhörer. «Es gibt keinen Grund», so verkündete er vom Katheder, «daß der Mensch -als biologisches Wesen wohlgemerkt!- nicht ewig leben sollte». Das, was uns an der Erfüllung dieses alten Traumes hinderte, brachte der Gelehrte auf eine überraschende Kurzformel: «Der Dickdarm ist unser Erzfeind!» Fäulnisprozesse, hervorgerufen durch schädliche Bakterien, führten zu vermeidbarer vorzeitiger Organalterung und setzten unserer Lebenserwartung allzu enge Grenzen.

Diese Losung wurde vor etwa 100 Jahren ausgegeben. Verkündet hat sie Prof. Ilja Metschnikow (1845-1916), und zwar am weltberühmten Pariser Pasteur-Institut. Er war kein «Wirrkopf», sondern zählt vielmehr als Entdecker der sog. Freßzellen (das sind Abwehrkörper des Blutes, die eingedrungene Krankheitserreger und Fremdkörper vertilgen) zu den Begründern der modernen Immunologie und erhielt 1908 den Medizin-Nobelpreis.

Metschnikow gilt nicht nur als einer der «Gründerväter» dieses Forschungszweiges. Er schuf auch eine weitere wichtige Disziplin: die Wissenschaft vom Alter (Gerontologie). Denn seine besondere Liebe gehörte der «potentiellen Unsterblichkeit» des Menschen. Wenn er sich hier auch zu mancher Übertreibung hinreißen ließ, so befand er sich doch auf der richtigen Fährte, z.B. mit der Annahme, daß ein kranker, überforderter Darm für so manches Leiden und insbesondere auch viele vorzeitige Alterungsprozesse verantwortlich sein kann. Er täuschte sich allerdings sehr, als er den Dickdarm für entbehrlich erklärte.

Ähnliches gilt für das von Metschnikow gepriesene Mittel zur Lebensverlängerung: den Joghurt. Der darin vermutete, wunderwirkende «Bulgarische Bazillus» spielt für unsere Gesundheit, wie sich später herausstellte, keine besondere Rolle. Wohl aber trifft diese Einschätzung auf andere darin enthaltene Kleinlebewesen zu, mit denen wir und unser Darm -unter wünschenswerten, günstigen Umständen- in Symbiose zu wechselseitigem Nutzen zusammenleben: die **Milchsäure-Bakterien**, insbesondere **Bifidus**. Metschnikow konnte davon noch nichts wissen. Uns jedoch steht diese unerhört wichtige Erkenntnis der neueren Stoffwechselforschung zur Verfügung - und wir sollten sie nützen!

Bakterien - winzige Ursachen für eine starke Gesundheit!

Bakterien waren die ersten Lebensformen überhaupt, die unseren Planeten eroberten. Bis heute erwiesen sie sich als treibende Kraft der Schöpfung, als Meister im Ab- und Aufbau. Sie haben auch die Entwicklung und Geschichte des Menschen, seinen Stoffwechsel geprägt, und zwar in vorteilhaftem Sinne, durch «fortwährendes, inniges Zusammenwirken» (Symbiose). Der Mensch hat schließlich gelernt, die ihn bei jedem Schritt, jeder Lebensäußerung (Atmen, Essen, Trinken) begleitenden Umgestalter der belebten und unbelebten Welt mit großer Selbstverständlichkeit zu nutzen: Bakterien säuerten die Milch, fabrizierten ganz eigene Speisen (z.B. das Sauerkraut), sorgten für Würze (Speisewürzen wie Soja-Sauce) und Aromen (Fermentierung der Teeblätter). Was es nun genau war, das z.B. die Milch sauer -und damit verträglich und haltbar- werden ließ, darüber kann man sich allerdings erst seit etwa 100 Jahren Rechenschaft ablegen.

Mit ziemlichem Erstaunen erkannte man, daß die vermeintlichen «Bösewichte» des Zeitalters der «Mikrobenjäger», die Bakterien, hier wohltätige Werke vollbrachten. Diese Erkenntnis verstand sich nicht von selbst. Denn war uns nicht lange Jahrzehnte erzählt worden, daß Keime «Krankheitserreger» sind und z.B. Tuberkulose, Wundstarrkrampf oder Tollwut auslösen können? Inzwischen weiß man jedoch, daß es sich hier nur um einige wenige «schwarze Schafe» handelt, daß es also nur eine verschwindende Minderheit von Mikroben ist, die «der menschlichen Existenz tatsächlich gefährlich und bedrohlich gegenübersteht». Und wir wollen dem berühmten Begründer der Bakteriologie, Louis Pasteur (1822-1895), auch nicht Unrecht tun: bei allem Jagdfieber nach Krankheitserregern hatte schon der große Franzose vermutet, daß z.B. die Bakterienbesiedelung des menschlichen Darmes eine symbiotische sei, die wechselseitigen Nutzen bringe. Wer genau hinsah -und das tat die Forschung besonders im Hinblick auf die Milchsäurebakterien-, der erkannte, daß Mikroben und die besonders gefürchteten «wilden Bazillen» dem Menschen auch vorzügliche Dienste leisten konnten, daß sich die «richtigen» Keime also geradezu als «Gesundmacher» herausstellen: «Aus dem intensiven Studium der Symbiose des Menschen mit den Mikroben leitete sich der überraschende Schluß ab, daß es gerade die einst verteufelten Mikroben sind, die im Abwehrkampf gegen feindliche Elemente eine wesentliche Rolle spielen» (nach Hentges).

Einen schlagenden Beweis für diesen Zusammenhang lieferten insbesondere Untersuchungen an keimfrei aufgezogenen Tieren: deren Darmwand weist «praktisch keine lymphatische Strukturen auf, ein wesentlicher Teil des Immunsystems ist gewissermaßen verkümmert» (Dr. Petra Wenzel). Dadurch ist es den Tieren unmöglich, krankmachende Keime wie etwa Salmonellen abzutöten.

Das Urteil der Medizingeschichte

«Zu Robert Kochs Lebzeiten, im Goldenen Zeitalter der Bakteriologie, wurden fast wöchentlich neue Bakterien als Krankheitserreger beschrieben. Einige waren wirklich pathogen. Andere gehörten nicht zu den Krankheitserregern, sondern zur natürlichen Flora. Im gesunden Darm wimmelt es beispielsweise von Bakterien. Sie richten keinen Schaden an, sondern können sogar bei der Zerlegung der Nahrung in verdauliche, assimilierbare Teile behilflich sein.»

Robert S. Desowitz, amerikanischer Immunologe

Wichtig aber «unbekannt»

Obwohl man es also besser wissen könnte und sollte, ist die Darmflora lange Zeit und bis auf wenige Ausnahmen (siehe weiter unten) innerhalb der medizinischen Forschung ein weitgehend «unbekanntes Organ» geblieben. Darauf wies noch jüngst Prof. L. Demling in der Fachzeitschrift «Fortschritte der Medizin» hin. Praktisch auf der ganzen Linie hat man sich getäuscht: man meinte zuerst, die Bakterien seien nutzlos - heute weiß man, daß Mensch und Mikrobe hier zum wechselseitigen Vorteil, symbiotisch, zusammenwirken. Man ging davon aus, daß die Zusammensetzung der Darmflora unabhängig davon sei, was wir zu uns nehmen. Inzwischen gibt es zahlreiche Hinweise darauf, daß die Nahrung das Haupt-Steuerungselement zur Herstellung einer wünschenswerten, gesunden Besiedelung des

Darmtraktes mit Mikroorganismen darstellt: die «scheinbare exogene Unbeeinflußbarkeit der Mikroökologie des Darmes dürfte daher in vieler Hinsicht eine Fehleinschätzung sein».

So ist es nunmehr an der Zeit, sich an Erkenntnisse aus den vergangenen Jahrzehnten zu erinnern, die seinerzeit wegen der widersprüchlichen Forschungslage in ihrer Tragweite nicht angemessen gewürdigt werden konnten. Sie bestätigen das, was Prof. Demling mit dem Urteil «Diät beeinflußt Darmflora» auf den Punkt brachte, und sie zeigen überdies ganz konkret und leicht nachvollziehbar, wie eine solche -positive- Einflußnahme in der alltäglichen Ernährungspraxis und durch den Einbezug bestimmter Nahrungsergänzungen vor sich gehen kann.

Der Darm - «Schicksalsorgan» des Menschen

Welcher Teil des Körpers, würden Sie meinen, bringt uns am intensivsten mit der Außenwelt in Kontakt? Wo ergeben sich die meisten Berührungspunkte?

Es ist nicht die äußere Hülle, der Hautmantel, wie wir spontan vielleicht vermuten mögen, sondern der Verdauungsapparat.

Die Waagschale schlägt hier geradezu eklatant zugunsten des letzteren Organsystems aus: denn bringt es unsere Haut auf eine Fläche von kaum 2 qm, so weist allein der Darm eine um das 150fache größere Oberfläche auf (300 qm); berücksichtigt man noch die Mikrofalten des Drüsenepithels, so ergibt sich sogar die unvorstellbare Größenordnung von 4.500 qm, nicht weniger also als etwa ein ganzes Fußballfeld! Und in diesem verschlungenen Reich lassen sich mehr als 400 verschiedene Bakterienarten aufspüren, die es auf ein Gewicht von 1,5 Kilogramm bringen und beispielsweise mit einem Anteil von mehr als einem Drittel (40%) am Stuhlgewicht beteiligt sind. Schließlich: ***Die Zahl der im Menschen siedelnden Mikroorganismen übertrifft die Zahl unserer Körperzellen bei weitem!***

Der Darm ist also das »Wurzelwerk« des Menschen, die Stätte «unmittelbarster Begegnungen des Menschen mit seiner Außenwelt». Deshalb geht es dabei auch um nichts weniger als unser gesundheitliches Schicksal schlechthin, werden hier, im positiven Falle, die Voraussetzungen für vollen, vertieften Lebensgenuß geschaffen.

Denn gerade die Verdauung ist es, die unter den Bedingungen des modernen Lebensstils in neuerer Zeit besonders gelitten hat.

Hier gilt es, Fehlentwicklungen umsichtig zu korrigieren, was -wie wir sehen werden- oft schon mit relativ einfachen Mitteln möglich ist und keiner «dramatischen Eingriffe» in die bisherigen, liebgewordenen Gewohnheiten bedarf.

Das «Wurzelwerk» unseres Körpers ist abhängig vor allem von der Nahrung, die wir ihm zuführen. Es benötigt ein eigenes, gesundes Milieu aus Nähr-, Mineral-, Füllstoffen sowie bakteriellen Symbionten, wie dies auch für die Wurzeln der Pflanzen zutrifft. Dort gilt: Ist der Boden humus- und wirkstoffarm sowie von schädlichen Organismen durchsetzt, so vermag die Pflanze ihre Anlagen nicht auszubilden und verkümmert.

Ähnliche Vorgänge beobachten wir beim (Zivilisations-) Menschen.

Vor Jahrzehnten hat *Prof. Werner Kollath* den Begriff der »Mesotrophie« (Halbernährung) geprägt. Damit sind chronisch verlaufende Mangelkrankheiten an essentiellen, z.T. noch unentdeckten Nahrungssubstanzen gemeint, die sich auf der Grundlage entwerteter Industrienahrungsmittel wie Weißmehlerzeugnisse,

Zucker, Konserven, «Fast-Food», Fertiggerichten u.ä. entwickeln.

Was Kollath schon damals vermutete, ist späterhin zur Gewißheit geworden: Für ein gesundes Darmmilieu ist die Bakterienbesiedelung des Verdauungstraktes von grundlegender Bedeutung. Viele Erkrankungen, so auch der Krebs, gehen einher mit einer sog. Dysbakterie (Entartung der Darmflora).

Und einer physiologisch erwünschten Darmflora drohen heute in der Tat von vielen Seiten Gefahren:

* Fehl-, Überernährung (Wirkstoffmangel), hoher Konsum von entwerteten Nahrungsmitteln, Fleisch und Genußmitteln.

* Umweltgifte, z.B. Zusatzstoffe oder Rückstände in Lebensmitteln, Schwermetalle wie Blei, Cadmium oder Quecksilber, jedoch auch Aflatoxine, Unverträglichkeit bestimmter Nahrungssubstanzen (Gluten u.ä.).

* Ionisierende Strahlen (Röntgen, Radioaktivität, Strahlenbehandlung).

* Nicht zu unterschätzen: Streß, chronische nervliche Anspannung.

* Abführmittelmißbrauch, Schädigungen der Darmschleimhaut,

* Medikamente, insbesondere Antibiotika, «Pille», schwere Operationen.

Störfaktor Antibiotika

Als man das Penicillin entdeckte, war dies eine der Großtaten der Medizin. Lebensbedrohliche akute Infektionen und jahrhundertealte Menschheitsplagen wie die Tuberkulose konnten höchst effektiv mit solchen neuen antibakteriellen Waffen bekämpft und besiegt werden.

Antibiotika richten sich jedoch gegen Bakterien allgemein; sie unterscheiden nicht nach Gerechten oder Ungerechten, Gut oder Böse. Jede Behandlung stört also auch ziemlich rigide das friedliche, auf gegenseitigen Vorteil bedachte Zusammenleben der Schicksalsgemeinschaft von Mensch und Mikrobe.

Bisher hat man zu sehr und etwas leichtfertig darauf vertraut, daß der menschliche Organismus über eine gute, funktionierende Eigenregulation verfügt und die entstehenden Mängel und Ungleichgewichte aktiv von allein wieder beseitigt. Untersuchungen haben jedoch erbracht, daß bei «zahlreichen Patienten die Darmflora selbst Jahre nach Antibiotikabehandlungen noch immer gestört ist» (Dr. Günter Harnisch).

Bedenkenswert:

Darmerkrankungen gehören zu den am weitesten verbreiteten Volksleiden. Sie zählen auch zu den heimtückischsten: denn nur in den seltensten Fällen (Verstopfung, Durchfälle, Blähsucht, Darmkrämpfe) erlauben offenkundige Symptome eine schnelle Diagnose und Lokalisation der Störung. Meist liegen nur allgemeine Beschwerden wie Nervosität, Konzentrationsschwäche, Leistungsabfall, Migräne, rheumatische Erkrankungen etc. vor, und in der Regel bleibt die Grunderkrankung so lange unbekannt, bis sie schon weit fortgeschritten ist.

Jeder ist heute bedroht

Sehen wir uns die oben nur stichwortartig entworfene Liste von Bedrohungen an, so wird verständlich, warum heute fast jeder von uns in irgendeiner Form -meist ohne es auch nur zu ahnen- »darmleidend« ist. Ob nun Krankheiten (Magensäuremangel), Fehlernährung, Abführmittelmißbrauch oder Arzneimittel-Nebenwirkungen (Cortison, Antibiotika, Sulfonamide) vorliegen: die Erschütterung des natürlichen Gleichgewichts hat schnell Gefahren im Gefolge. Einmal können krankmachende Keime, die sonst leicht in Schach gehalten werden, sich im Verdauungskanal behaupten und durchsetzen. Andererseits dringen Bakterien aus den unteren (Dick-) Darmabschnitten in den Dünndarm vor (sog. «Überwucherung»). Daraus entstehen nicht nur typische Mißbefindlichkeiten wie Blähungen oder Durchfallerkrankungen; es kommt auch zur **«Selbstvergiftung aus dem Darm»**, also zu vermehrter Belastung des Körpers mit Giften wie bakteriellen Stoffwechselprodukten (biogene Amine, Ammoniak, Indol, Phenol u.a.).

Als Folge stellt sich bald eine Leberschädigung ein; und ist die Barriere dieses Entgiftungsorgans erst einmal überwunden, so leidet der Gesamtorganismus. Es kommt zu Befindlichkeitsstörungen und später zur Ausbildung von ernsten, chronischen Krankheitsbildern. Begünstigt wird dabei wahrscheinlich die Ausbildung von schweren Leiden wie Morbus Crohn oder Colitis ulcerosa, und allgemein kann der Prozeß zu einer Schädigung der Darmschleimhaut und damit zu einer Schwächung der Abwehrfunktion des Darmes führen.

Wer diese Zusammenhänge kennt, wird verstehen, weshalb heute viele Therapeuten (z.B. die Mayr-Ärzte um *Dr. Erich Rauch*) einer »Sanierung« der gestörten Darmverhältnisse erste Priorität bei der Behandlung einräumen. Von Grund auf gesund zu werden oder zu bleiben, dazu gehört sicherlich eine bewußte Gesundheitspflege, die auch den Darm, also die »Wurzel« unseres Leibes, in seinen Funktionen unterstützt.

Dabei kommt den «richtigen» Darmbakterien eine ganz entscheidende Bedeutung zu: **eine physiologische Darmflora, in der die Bifidus-Arten «das Sagen» haben, ist eine Art Humus, aus dem bei günstiger Beschaffenheit vitale, gesunderhaltende Kräfte ausgehen.**

«Eubiose» und «Dysbiose»

Zuerst waren sie also gänzlich *unbekannt*, weil fürs Auge unsichtbar: jene unüberschaubare Schar von Mikroorganismen (einzellige Lebewesen wie Bakterien und Hefen), die den Darm natürlicherweise bevölkern und dort viele lebenserhaltende Aufgaben erfüllen.

Dann wurden sie *verkannt.* Denn die Forschung irrte sich hinsichtlich der Natur dieser winzigen Gäste des Verdauungstraktes. Anfänglich meinte man, es handele sich vorwiegend um Escherichia coli-Bakterien; dann machte man eine Dominanz von Lactobacillus acidophilus aus. Dies alles jedoch beruhte auf methodischen Untersuchungsmängeln und mußte revidiert werden. Als wichtigste Darmbewohner erwiesen sich vielmehr die Bifidus-Arten.

Die zentralen Begriffe

Grundsätzlich unterscheidet man hinsichtlich der Darmbakterien zwei Gruppen: Säuerungsflora (= Bifidus, Lactobacillus) und Fäulnisflora (z.B. Enterobakterien) halten sich unter optimalen

Bedingungen die Waage, wobei erstere jedoch deutlich überwiegen sollten. Ist dies der Fall, dann spricht man von ***Eubiose***. Milchsäurebildner wie B. bifidum, die sich ohne Verbrauch von Sauerstoff (= anaerob) vermehren, sollen im Darm also das Feld beherrschen, und zwar im Verhältnis 9:1 gegenüber sauerstoffverbrauchenden (= aeroben) Mikroorganismen.

Verschiebt sich das Gleichgewicht in Richtung Fäulniserreger, so folgen daraus Belastungen sowohl im Hinblick auf den Darm wie auch den übrigen Organismus. Für eine solche «Fehlbesiedelung des Darmkanals» hat man den Begriff ***Dysbiose*** geprägt. Typisch hierfür sind z.B. pathologische E. Coli-Stämme, Clostridien, Fusobakterien, Staphylokokken u.ä.

Heute herrscht Einvernehmen darüber, daß Bifidobakterien unter natürlichen Verhältnissen bei weitem im Darm den Ton angeben, und zwar in einer Vielzahl von «Verzweigungen» und Arten. Alle diese verschiedenen Stämme von Milchsäurebakterien -dies gilt auch für Acidophilus- eint eine große Gemeinsamkeit: ihr ganz gewaltiger Vitaminhunger. Deshalb sollte erfahrungsgemäß jede Darmsanierung von einer umfassenden «Substitutionstherapie» begleitet werden, d.h. der konzentrierten Zufuhr von Wirkstoffen, insbesondere von Vitaminen, Mineralstoffen, Spurenelementen sowie weiteren «Sekundären Pflanzenstoffen», die sich vorzugsweise in Obst und Gemüse finden.

Wie kommt es nun jedoch, daß dieses billionenstarke Heer, die Mikroflora des Darmes, «für Gesundheit und Krankheit entscheidende Bedeutung besitzt» (Dr. V. Rusch)?

Hierzu an dieser Stelle schon einige Hinweise (weiter unten werden wir näher darauf eingehen): Milchsäurebakterien sind am ordnungsgemäßen Ablauf der Verdauung beteiligt und zerlegen z.B. Eiweißreste und Faserstoffe. Außerdem bilden sie insbesondere für Vegetarier eine wichtige «Reserve» im Hinblick auf

Vitamine und bestimmte Fettsäuren. Überdies beschleunigen sie auch die Darmbewegungen, was den Verdauungsvorgang in erwünschter Weise verkürzt.

Noch wichtiger dürfte jedoch die Rolle der Darmflora im verwirrend vielschichtigen Gefüge des körpereigenen Abwehrsystems sein. Dieses ist nämlich zum großen Teil im Verdauungstrakt angesiedelt, bestimmte lymphatische Systeme beispielsweise zu nicht weniger als 80 Prozent. Aus diesem Grund hat man den Darm auch als «Wiege des Immunsystems» oder «System der lokalen Immunität» bezeichnet.

Die Lymphozyten, wichtigste Soldaten der Körperabwehr, leisten ihren Dienst zum weitaus überwiegenden Teil im Bereich der Verdauungsorgane ab. Nur ein Fünftel patrouilliert im Blut.

Für unser langfristiges Wohlergehen ist dieser Gesichtspunkt heute von ganz zentraler Bedeutung, da sich zu den bekannten und weitgehend vertrauten herkömmlichen Anfechtungen (Krankheitserreger, giftige Stoffwechsel-Zwischenprodukte) neuartige Belastungen hinzugesellt haben: ein ganzer Mix von Umweltschadstoffen, synthetische Arzneimittel u.ä.

Milchsäurebakterien für die eigene Gesundheit nutzen

Wie wirken die Bakterien im Darm?

Milchsäurebakterien entfalten für den Menschen ein universelles, ungemein nützliches Wirkprinzip: ihre ausgeschiedenen Stoffwechselprodukte verderben konkurrierenden (Fäulnis-) Bazillen das Terrain, und letztere können sich unter diesen Bedingungen nicht mehr frei entfalten und ausbreiten. Der Arzt K.-O. Heede kam zum eindeutigen Schluß: «Solange ein lebender Organismus über eine intakte physiologische Flora verfügt, ist die Anwesenheit von pathogenen Bakterien und Viren ohne jede Bedeutung». Gelingt es, unphysiologische, krankmachende Keime zurückzudrängen, so wird damit der Organismus auch von deren giftigen Stoffwechselgiften entlastet. Dies gilt umso mehr, als die «richtigen» Darmbakterien diverse Giftstoffe -egal ob diese von außen zugeführt oder von unserem Stoffwechsel selbst produziert wurden- neutralisieren und abbauen.

Gleichzeitig verändern die Milchsäurebakterien das Darmmilieu in für uns ausgesprochen vorteilhafter Weise. Die Kleinlebewesen wachsen und vermehren sich darin, bauen dabei Kohlenhydrate um, und am Ende steht dann eine Art vorverdaute, biochemisch aufgewertete Nahrungssubstanz, die für den Darm in mancher Hinsicht bekömmlicher und verträglicher ist als das nur mechanisch und chemisch veränderte Ausgangsprodukt. So synthetisieren Bakterien das Enzym Lactase, wichtig für die Aufschließung von Milchprodukten und die Ausnutzung des Calciums. Und sie werten die Nahrung noch zusätzlich auf und bringen verschiedene Komponenten des B-Komplexes (vor allem Folsäure, Biotin, Niacin, Pyridoxin) und das Vitamin K_2 mit in die Partnerschaft ein. Bekannt ist auch, daß sie das Vitamin B_{12} produzieren, das sich sonst fast nur in tierischen Nahrungsmitteln findet. Die Beobachtung, daß auch vegetarisch lebende Menschen kaum je einen Mangel an diesem Vitamin aufweisen, schreiben manche Fachleute dieser «Selbstversorgung» zu, eine Auffassung, die allerdings noch umstritten ist.

Der Darm - erstes «Bollwerk» unserer Immunabwehr

Unter dem Eindruck der unerhörten Bedeutung, die dem Darm für unsere Gesundheit zukommt, lohnt es sich gewiß, neueren immunologischen Erkenntnissen größere Aufmerksamkeit zu schenken. Sie eröffnen ungeahnte neue Chancen zur Erhaltung eines funktionstüchtigen Verdauungssystems. Der Leser mag es uns nachsehen, wenn dabei mancher Fachbegriff wird fallen müssen - aber: so kompliziert sind hier eben die Verhältnisse!

Was den Darm als erste -und übrigens auch größte- Barriere des Immunsystems gegen Keime und Giftstoffe angeht, so steht heute im Mittelpunkt des Forschungsinteresses ein körpereigener Mechanismus, für den man international den Begriff GALT (= gut-associated lymphoid tissues) geprägt hat und mit dem man das «darmassoziierte Immunsystem» näher bezeichnet. Diese wechselwirkungsreiche Einrichtung vermag ganz Erstaunliches zu leisten: Bakteriengifte werden von der Darmoberfläche, wo sie Schaden anrichten könnten, ferngehalten; Viren und unerwünschte Krankheitserreger werden ausgeschaltet, sollten sie die Epithelschranke (Epithel = oberste Zellschicht der Haut) einmal überwunden haben. Wichtig sind dabei die «Peyerschen Plaques», Ansammlungen von Lymphozyten, die in der Darmwand sitzen und so etwas wie eine Nachschubbasis für die Produktion spezifischer Antikörper darstellen, vor allem mit dem Zweck, vorgerückte krankmachende Bakterien zu eliminieren.

Schon seit Mitte der 70er Jahre erforscht man mit besonderer Intensität solche sog. Immunmodulatoren, die beim Abwehrgeschehen gewissermaßen Regie führen. Sie sind selbst nicht am Geschehen direkt beteiligt, beeinflussen die Effektivität der Abwehr jedoch ganz entscheidend.

Die Voraussetzungen für ein solchermaßen schlagkräftiges Immunsystem schafft jedoch vor allem eine ausgewogene Besiedelung des Darmes mit Bakterien, und dieses wichtige Moment sollte man deshalb keineswegs dem Zufall überlassen.

Im Aufwärtstrend: Mykosen

Besondere Aufmerksamkeit in der Wissenschaft und Öffentlichkeit finden gegenwärtig sog. **Mykosen**, die sich offenbar «explosionsartig» ausbreiten (Dr. H.H. Markus/H. Finck). Darunter versteht man das Überhandnehmen von Pilzen im Darm. Störenfried ist dabei der Einzeller **Candida albicans**, ein krankmachender Keim, der normalerweise im Verdauungstrakt gut in Schach gehalten werden kann, unter ungünstigen Umständen jedoch die Säure-Flora (Bifidus- und Lactobacillen) zu verdrängen vermag. Ist unser Abwehrvermögen geschwächt (z.B. durch Streß), liegen Umweltbelastungen vor (Schwermetalle, chemische Substanzen in Lebensmitteln und Lebensumfeld), sind die Darmverhältnisse auch nur vorübergehend gestört (Medikamente, Ernährungsmängel u.ä.), erhält der Pilz seine Chance. Er kann sich im Darm festsetzen und von da aus sogar über das Blut und die Lymphsysteme auch andere Organe befallen. Die in einem solchen Fall auftretenden Symptome sind oft «unspezifisch». Behandelt wird deshalb oft mit Antibiotika oder Cortison - was das Abwehrvermögen nur noch zusätzlich beeinträchtigt.

Folgendes muß man dabei jedoch beachten: Candida albicans ist zwar ein «Hefepilz», unterscheidet sich jedoch von der als Nahrungs- und Backhilfsmittel verwendeten Hefe ganz grundsätzlich. Bierhefe beispielsweise fungiert im Körper nie als «Parasit», sondern stellt dem Organismus vielmehr wichtige Wirkstoffe (wie z.B. den B-Komplex) zur Verfügung. Dies muß man deshalb betonen, weil der wirksamste Schutz gegen Pilzerkrankungen keineswegs darin besteht, beispielsweise mit Hefe gebackenes Brot u.ä. zu meiden (wie fälschlicherweise mitunter behauptet wird). Vielmehr kommt es vorrangig darauf an, die **«Milchsäure-Partei» innerhalb der Darmbakterien zu**

stärken, und hier vor allem die Bifidus-Familie. Praktiker wissen, welche durchschlagenden Ergebnisse eine solche Strategie gerade bei Pilzerkrankungen des Darmes zeitigt. So faßte der Arzt Dr. H.H. Markus die Erfahrungen folgendermaßen zusammen: «Die Therapie mit diesen Milchsäurebildnern ist oft mit großem Erfolg verbunden: Blähungen und Durchfälle gehen zurück, das Gesamtbefinden verbessert sich, Stuhluntersuchungen zeigen, daß die krankmachenden Erreger mitunter zurückgedrängt werden. Auch Candida-Infektionen in der Scheide lassen sich mit Lactobacillen gut bekämpfen».

Starke Indizien für Bifidus

Die Medizin und Ernährungsforschung kennt auch ihre Mythen, und meist haben diese einen sehr wahren Kern. Eines dieser Gerüchte lautet: in versteckten Winkeln des Ostens (z.B. Kaukasus) existieren oder existierten kleine, abgeschiedene Völkerschaften, die völlig gesund, sehr vital und ausgeglichen ein geradezu staunenswertes Lebensalter erreichen. Alle diese Berichte haben eine Gemeinsamkeit. Zu den Grund- und Hauptnahrungsmitteln der Methusalems zählten stets vergorene, milchsäurehaltige Lebensmittel. Die daraus abgeleiteten Empfehlungen führten schließlich sogar zur Propagierung einer Milchsäurekost, die geeignet sein soll, vor Krebs und anderen chronischen Leiden zu schützen oder solche Krankheiten gar zu heilen (so jenes Modell, das der Arzt Dr. Johannes Kuhl in den 50er Jahren entwickelte). Später modifizierte man dieses Konzept, indem man «das Geheimnis der Heilerfolge» (W. Ostertag) eher den Milchsäure*bakterien* zuschreiben wollte als deren Stoffwechselprodukt (der Milchsäure).

Tips für eine stabile Darmgesundheit

Zu bedenken sind für die Aufrechterhaltung unserer Darmgesundheit noch weitere Hinweise, die von der Forschung der letzten Jahre erbracht wurden:

* Die tägliche Kost muß genug faserhaltige (ballaststoffreiche) Bestandteile aufweisen, und dies am besten im Gesamtverband der Pflanze (oder des Getreidekorns). So enthält beispielsweise der Apfel eine Reihe von spezifischen Quellstoffen, z.B. Pektine, die Giftstoffe im Darm binden.

* Ein weiteres Gebot lautet: der Fleischverzehr sollte eingeschränkt werden. Tierisches Eiweiß erzeugt im Darm ein unerwünschtes alkalisches Milieu und damit Fäulnis. In Experimenten wurde eindeutig erwiesen, daß nach Fleischverzehr der Darminhalt weitaus toxischer ist als nach einer vegetabilen Mahlzeit. Vegetarier tragen deshalb, worauf der Internist Prof. Kasper (Universität Würzburg) hinwies, ein um 60% geringeres Risiko, an Dickdarmkrebs zu erkranken.

* Isolierte Kohlenhydrate lassen die Darmflora an Arten «verarmen» und fördern einseitig das Wachstum unerwünschter Keime wie Candida albicans. Industrie-Zucker und Weißmehl sind deshalb zu meiden und durch Vollkornerzeugnisse zu ersetzen.

* Unter den Milchprodukten sollten gesäuerte Sorten (Joghurt, Kefir, Dickmilch) bevorzugt werden; diese durch Milchsäurebakterien vergorenen Erzeugnisse fördern in der Regel die »gesunden« Bakterienstämme unseres Darms. Dies wurde in einer vielbeachteten Untersuchung der Universität Prag nachgewiesen (Dr. S. Hruby und Dr. B. Turek, 1991).

Vergleichbares gilt z.B. für unerhitztes Sauerkraut, wie eine Studie an der Universität Gießen jüngst ergab (1993; C. Müller,

A. Friedel u.a.). Deren Fazit: «Der Verzehr von milchsauer vergorenem Kohlgemüse kann empfohlen werden, da er möglicherweise der Krebsentstehung im Dickdarm entgegenwirkt».

Wermutstropfen Lebensmittel-Technologie

Der Joghurt unserer Vorfahren hatte es in sich: z.B. lebende Bifidus- und Lactobacillus-Kulturen in reicher Fülle. Auch heute gehört Joghurt, wie wir gesehen haben, zu den empfehlenswerten Speisen. Diese Einschätzung gilt im Hinblick auf alle milchsauren Lebensmittel. Die wertvollen und wertbegründenden Milchsäurebildner selbst wurden jedoch aus den Produkten inzwischen sehr gründlich vertrieben, und zwar aus Gründen der Haltbarkeit. Joghurt à la Metschnikow würde sich nämlich nur etwa drei Tage halten - eine viel zu kurze Zeitspanne für die heute überaus langen Handelswege.

So können wir Ihre Darmflora *direkt* stärken!

Es ist vor allem die Art und Weise, wie wir uns ernähren, die das «Darm-Milieu» entscheidend prägt.

Bis in die letzten Jahrzehnte hinein stritt sich die Fachwelt allerdings um die Frage, ob über den Weg der Nahrung auf dieses Geschehen *positiv* Einfluß genommen werden könnte. Praktiker hatten sich wenig um solche Wortgefechte in den Elfenbeintürmen der Forschung gekümmert. Für sie war aus ihrer täglichen Beobachtung heraus klar, daß es vor allem die Ernährung ist, die das Darm-Milieu zum Guten oder Bösen zu wenden vermag. Man entwickelte vielversprechende Wege, um die physiologische, «gute» Darmflora zu fördern, und dies mündete in heute weitgehend gesicherten Auffassungen von einer «Regulierung der Darmflora über geeignete Nahrungszusätze».

Gleichzeitig wird dabei in besonderer Weise auf die Rolle der Milchsäurebakterien verwiesen, denen wichtige Funktionen im Bereich des Immunsystems, also bei der Abwehr krankmachender Keime, zukommen.

Die Gabe entsprechender Aufbereitungen von Milchsäurebakterien hat sich dabei als eine der effektivsten Maßnahmen zur Normalisierung der meist gestörten Darmverhältnisse herausgestellt.

Solche Maßnahmen bilden auch einen zentralen Bestandteil der sog. Mikrobiologischen Therapie, wie sie seit 1954 im Anschluß an die Forschungen von Dr. Hans Peter Rusch entwickelt wurde. Man «lenkt» dabei die Symbiose-Situation im Darm durch Zufuhr von «lebenden oder abgetöteten, vorwiegend symbiotischer Mikroorganismen oder deren Bestandteile» (Dr. Petra Wenzel). Schädliche Nebenwirkungen sind bei solchem Vorgehen schon allein deshalb praktisch ausgeschlossen, weil es sich hier ja um Lebensformen handelt, mit denen der Mensch einträchtig seit Tausenden von Jahren zusammenlebt. Beleg: Unser Immunsystem bildet gegen sie in der Regel nicht einmal Antikörper - wie ansonsten gegen alles «Fremde», das sich im Körper breitmacht.

Paradoxerweise verordnen Ärzte zu einer solchen Symbioselenkung, für die Wiederherstellung und Verbesserung der Darmflora sehr häufig noch Coli-Bakterien-Aufbereitungen - obwohl diese in der gesunden Darmflora nur etwa ein Prozent ausmachen. Wichtiger ist es bei Störungen der Darmflora ohne Frage, die Milchsäure-Population des Verdauungstrakts zu stärken.

Hier gibt es übrigens auch aktuelle, erfreuliche Entwicklungen und Fortschritte zu konstatieren. So sind seit neuestem

* zellwandgeschützte Bifidus-Produkte (Trockenjoghurt-Kulturen) verfügbar, die unverkennbare Vorteile bieten. Denn bei den herkömmlichen Herstellungsverfahren (Isolierung der Bakterien mittels Zentrifugieren) wurden die Mikroorganismen bislang unweigerlich zu großen Teilen zerstört (Verletzungen der Zell-Membran). Durch ein in Japan entwickeltes Verfahren ist es nun gelungen, die Milchsäure-Bakterien unverletzt und über einen längeren Zeitraum hinweg zu stabilisieren und so dem Verbraucher in den notwendigen und wünschenswerten Mengen zur Verfügung zu stellen.

Erfreuliche Perspektiven

Was gerade Bifidobakterien für die Gesundheit und ein intaktes Immunsystem zu leisten vermögen, zeigten besonders eindrucksvoll die zu Beginn erwähnten Studien mit keimfrei aufgezogenen Tieren. Auch bei diesen äußerst anfälligen und bedrohten Geschöpfen haben sich die Bifidobakterien geradezu als heilsam erwiesen. Impfte man nämlich solche hochempfindlichen «Mimosen» mit Milchsäurebildnern, so konnte man *in allen Fällen* beobachten, «wie die Bifidobakterien die Anzahl der pathogenen Colibakterien begrenzen, auf diese Weise die Krankheitserreger in Schach halten, eine ungehemmte Vermehrung verhindern und schließlich ein Verdrängen der krankheitsverursachenden Bakterien bewirken».

Eine solche Kräftigung, Regulierung, Umstimmung der Darmflora kann dann jene wünschenswerte und sanfte Kettenreaktion im Körper auslösen, in deren Verlauf

* das Immunsystem erstarkt,

* der Darm in Schwung kommt,

* verwertbare B-Vitamine produziert werden

* und sich auch die Entgiftungsleistung deutlich verbessert.

Damit bewahrheitet sich die von vielen Medizinern schon früh geäußerte Vermutung eines ganz fundamentalen Zusammenhangs zwischen unserem gesundheitlichen Wohlergehen und der Mikrobesiedelung des Verdauungssystems: «Indem dieser Keim die Säure der sauren Milch erzeugt, verscheucht er die giftbeladenen wilden Bazillen aus dem Darm» hatte es der Nobelpreisträger Ilja Metschnikow bereits Anfang des 20. Jahrhunderts recht anschaulich beschrieben. Inzwischen hat sich die Auffassung durchgesetzt, daß «der Zustand der Bakterienflora ein wichtiger Hinweis ist, wie gesund oder krank das betreffende Lebewesen ist» (Dr. med. Renate Collier). Und darin liegt auch ein großes, hoffnungsvoll stimmendes Versprechen, das die Ärztin Dr. med. Heidrun Brenden in folgende Worte kleidete: «Leben Mensch und Mikrobe *harmonisch* zusammen, dann herrscht Gesundheit»!

Journal für gesundes Leben

© Verlag Norbert Messing · Postfach 1217 · 76663 Bad Schönborn
Telefon (07253) 3718 · Telefax (07253) 33955

Zwei »Geheimrezepturen« der Natur!

Wer glaubt, er weiß genug über Vitamin C – der irrt!

Das praktische „Handbuch vom Vitamin C" zeigt Ihnen, wie Sie die geradezu wundersame dreifache Wirkung des Stoffes konkret und sofort für Ihr Wohlergehen nutzen können, wie Sie nämlich

Ihr Immunsystem nachhaltig kräftigen

(z.B. gegen innere Feinde wie Krebszellen oder äußere Eindringlinge wie Bakterien oder Viren),

sich vor gefährlichen Schadstoffen schützen und jugendliche Frische

auch in späteren Lebensjahren bewahren und Ihre geistige und körperliche Spannkraft und Flexibilität zuverlässig erhalten können.

neu!

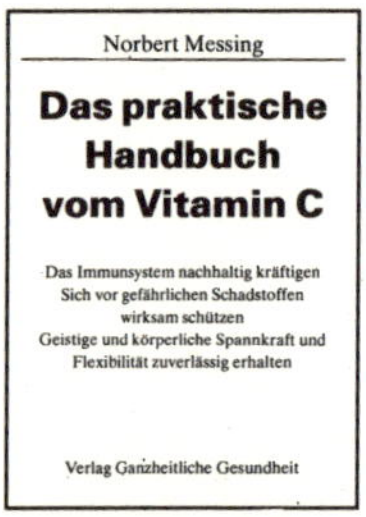

80 Seiten, DM 15,-

Handbuch vom Vitamin C

Informieren Sie sich näher darüber in unserem neuen, spannend geschriebenen Ratgeber. Lernen Sie ein wirksames, hilfreiches Prinzip der Natur kennen: Die Chance, Ihren Stoffwechsel zu „ökonomisieren" und dadurch an Widerstandskraft spürbar zu gewinnen.

neu!

Praxis der Entschlackung

Das neue Buch behandelt ganz zentrale Fragen:

- Wie reinigen wir das Zellgewebe des Organismus und erlauben einen ungestörten Nähr- und Wirkstofftransport sowie gesunde Organfunktionen?
- Wie schaffen wir aktiv jene unerhört wichtigen Voraussetzungen, die es unserem Immunsystem erlauben, seine vielfältigen Schutzfunktionen wirkungsvoll zu entfalten?

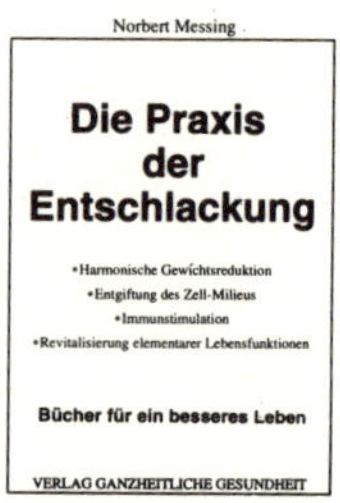

80 Seiten, DM 15,-

Einiges aus dem Inhalt: Die wichtigsten Entschlackungstips. **Säfte, Kräuter, Wildpflanzen,** Heilkräuter und ihre Wirkungen. **Säure-Basen-Haushalt.** Die Bedeutung des **Chlorophylls,** Säfte-Cocktails für besondere Lebens- und Problemlagen. **Tagesprogramme** für Entschlackungskuren ... und vieles andere mehr.

Neu: »Garten der Düfte«

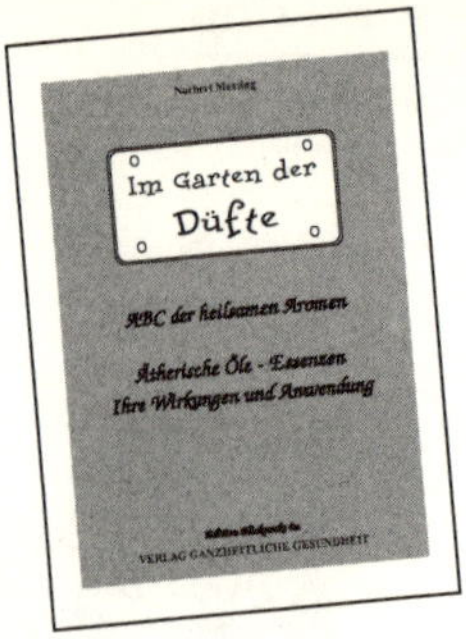

80 Seiten, DM 15,-

In dieser Neuerscheinung erfahren Sie alles über die Möglichkeiten (und Grenzen) heilsam-balsamischer Duftöle für alle Lebenslagen, für kranke und gesunde Tage.

Aus dem Inhalt: ● Therapie mit Aromen? ● Was sind »ätherische Öle« oder »Essenzen«? ● Hauptwirkungsweise der Duftöle ● Duftöle in der Anwendung (Inhalation, Massage, Einnahme, Duftlampe) ● Lexikon der Duftöle (von Anis bis Zypresse).

Ratgeber Fastenkuren

- mit einem ABC des Heilfastens (Buchinger, Mayr, Breuß u.a.)
- einer ausführlichen Vorstellung zahlreicher Fastenhäuser für Klinik, Kur und Urlaub in Wort und Bild.

Ein unentbehrlicher Ratgeber für Entschlackung und Abnehmen ohne Risiko!

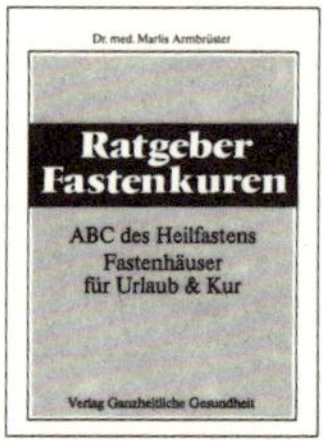

64 Seiten, DM 12,-

neu! im August 1994

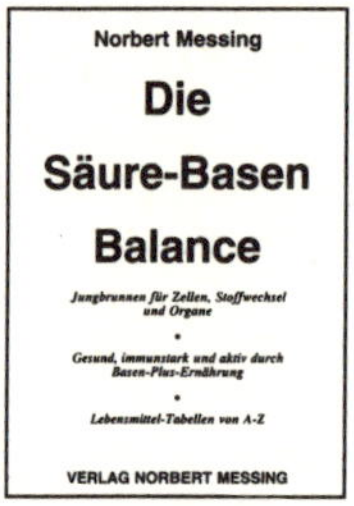

ca. 60 Seiten, DM 14,-

Die Säure-Basen-Balance

Macht ● ***Übersäuerung*** krank? Wie lassen sich Risiken erkennen und meistern? Neue Hinweise zur Möglichkeit der ● ***Lebensverlängerung***. Praktische Tips zur ***Schutzkost*** (Basen-Plus-Ernährung). Umfassende Tabellen geben Auskunft zum ● ***Säure- und Basengehalt aller üblichen Lebensmittel***, und zwar auf der Grundlage ● ***neuester Analysenwerte!***

neu!

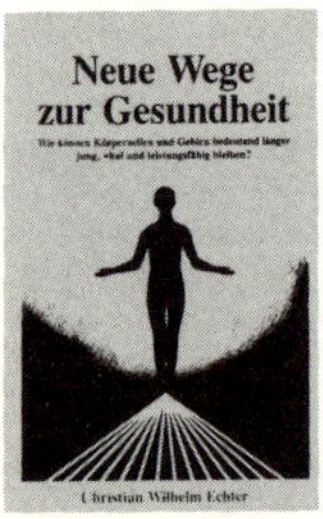

196 S., geb., DM 26,-

Neue Wege zur Gesundheit

... eröffnet mit dieser Neuerscheinung ein bekannter Ernährungsexperte und erfahrener Seminarleiter:

- Wie bremst man den Alterungsprozeß der Körperzellen?
- Der präzise funktionierende Darm: ein solides Fundament, um länger jung, gesund und vital zu bleiben.
- Welche speziellen Heilwirkungen haben die einzelnen Gemüse-, Obst-, Getreide- und Kräutersorten?
- Tips bei Verdauungsstörungen und Kostumstellung. Natürliche Enzymquellen.
- 21 pikante und symbiosefreundliche Rezepte zur Regeneration der lebenswichtigen Darmflora!

Zilgrei – Aktiv gegen den Schmerz!

Zilgrei ist ein neuartiges Selbsthilfesystem bei Schmerzen (Rheuma, Migräne u.a.) und kombiniert

- therapeutische Bewegung sowie
- eine spezielle Tiefenatmung.

Es hat sich in vielen Fällen bewährt, wo andere Maßnahmen versagten.

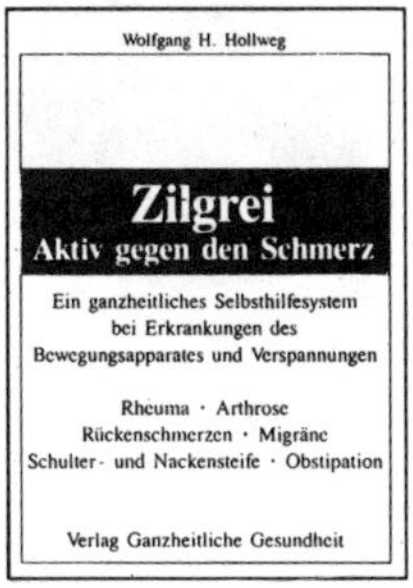

63 Seiten, DM 14,-

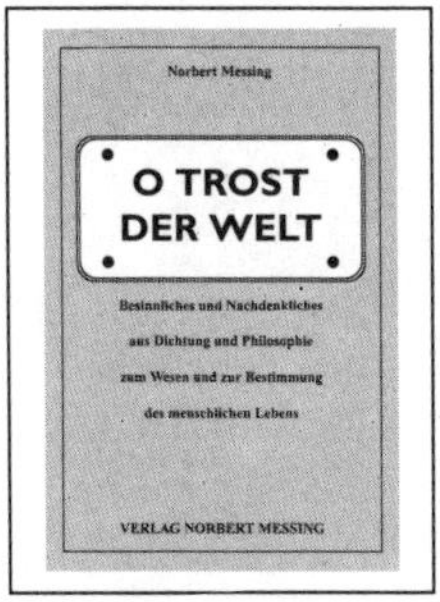

O Trost der Welt

Ein ermunterndes Geschenk für sich und Nahestehende. Das kleine Buch gibt ● wertvolle Gedanken aus Dichtung und praktischer Philosophie weiter, die Mut machen, ● gelassener, freudvoller seine Tage zu verbringen und zur wahren ● Lebenskunst zu finden. Die Themen sind zeitlos: Liebe, Heimat, Natur, Glück, Gesundheit, Beruf(ung) ...

48 Seiten, DM 10,-

Zellenergie durch Q10

In diesem neuen Ratgeber erfahren Sie alles Wissenswerte zum eben erst entdeckten

- neuen Vitamin Q10, einem Spurenstoff aus der Gruppe der Coenzyme.

Es hat sich gezeigt, daß das Coenzym für die

- Arbeit des Herzen unerläßlich ist und die
- Zellen mit jener Energie beliefert, die sie vor Funktionsverlusten und vorzeitigem Altern schützt.

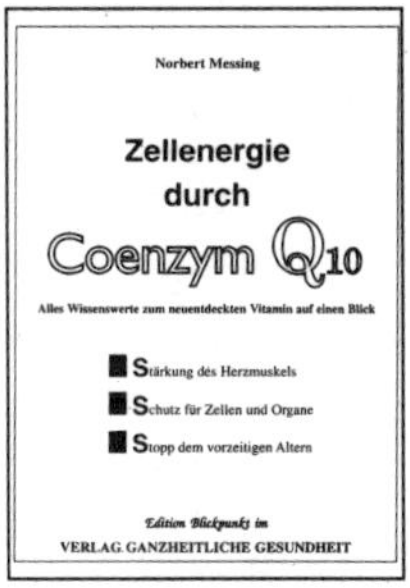

32 Seiten, DM 8,50

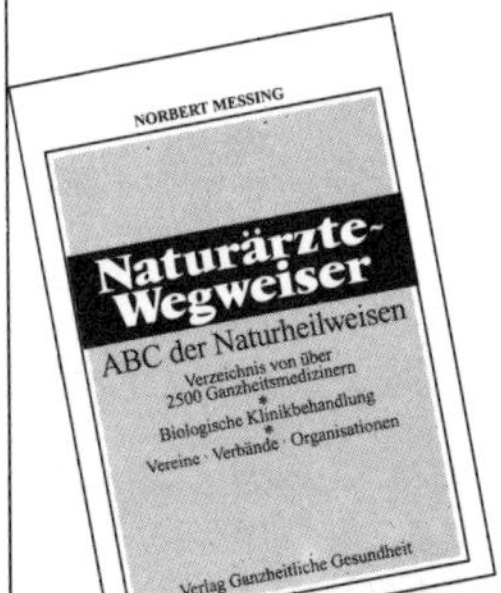

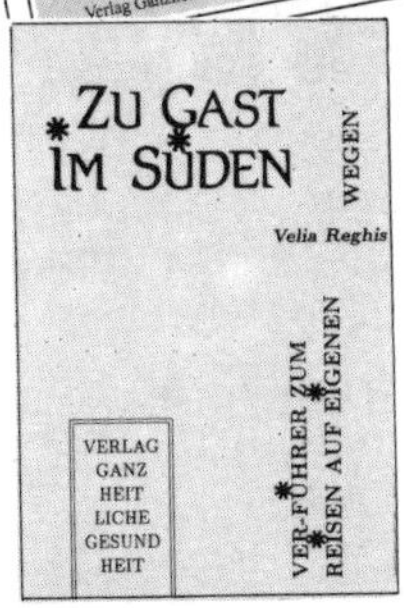

neu! im Juni 1994

Naturärzte-Adressen

»NATURÄRZTE WEGWEISER« (5. Auflage, ca. 140 S., DM 16,80). Anschriften von rund 4.500 Naturheilärzten. ABC der Naturheilweisen. Aktuelle Liste von Ganzheitskliniken und anderes mehr!

***

Der Ratgeber **»ZU GAST IM SÜDEN«** vermittelt gesunde, kreative, vollwertige, spirituelle Alternativen in südlichen Gefilden, z.B. in Italien, Spanien, Frankreich, Griechenland (310 Seiten, DM 22,80).

Von »Wunder-Lebewesen« und »Zauberpilzen«

Wußten Sie, daß wir im Verdauungssystem ganze Streitmächte von Kleinlebewesen (z.B. Milchsäurebakterien) über unsere Gesundheit wachen lassen und dadurch gefährliche Keime in Schach halten können?

Wußten Sie, daß die sog. chronischen Zivilisationskrankheiten in einem abwehrstarken Organismus praktisch keine Chance haben, und daß Mikroorganismen bei einer solchen »Immunisierung« eine wichtige Rolle zu spielen vermögen?

Wußten Sie, daß im alten Ägypten das Weltwunder der Pyramiden nur mit Hilfe einer bis heute unübertroffenen Hochleistungsdiät vollbracht werden konnte, und daß dies ohne die tätige Mitwirkung von Kleinorganismen - z.B. Hefen - undenkbar gewesen wäre?

Das vorliegende Buch macht deutlich, daß bis zum heutigen Tag nur ein Bruchteil des angesammelten ernährungsmedizinischen Wissens vom Verbraucher wirklich auch genutzt wird. Und genau diese Erkenntnisse sind es, die uns ein langes Leben in andauernder Gesundheit schenken könnten. Und nicht zuletzt: die Neuerscheinung gibt viele praktische Hinweise, wie wir es zukünftig besser machen können.

neu!

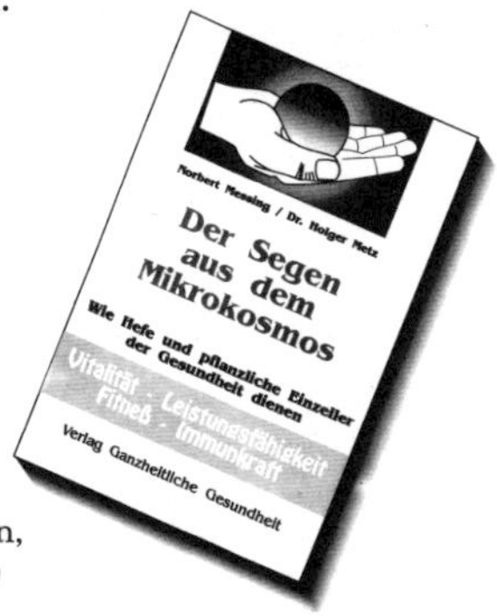

150 Seiten,
DM 19,80

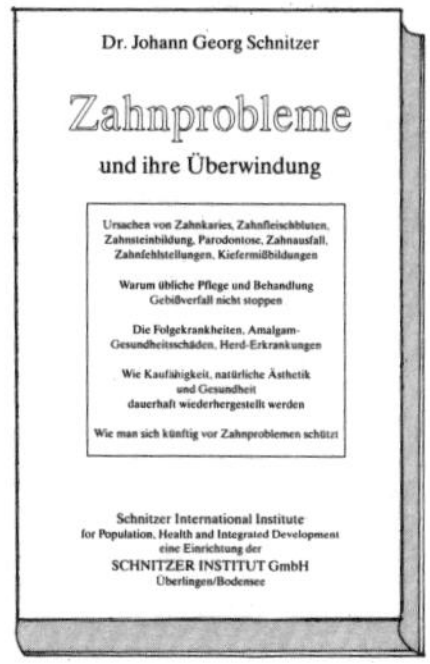

190 Seiten, DM 19,80

Zahnprobleme beseitigen

Der bekannte Ernährungsforscher und Zahnarzt Dr. J.G. Schnitzer erläutert in diesem neuen Ratgeber die Ursachen von Zahnstörungen, warnt vor Herderkrankungen und Amalgam-Gefahren. Vor allem zeigt er, wie man Zahnprobleme beseitigt und sich dauerhaft davor schützt.

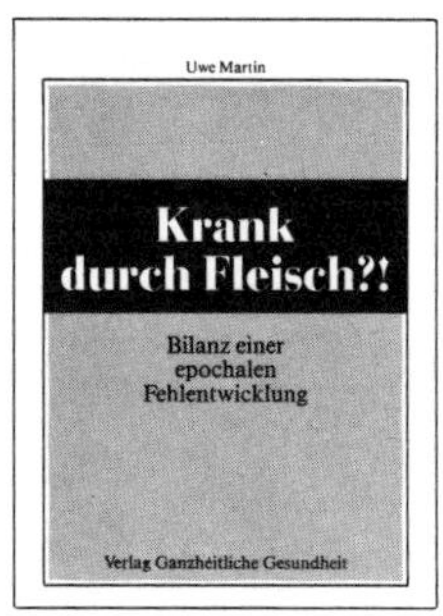

48 Seiten, DM 10,-

Krank durch Fleisch?!

Sind Fleischwaren dem Menschen wirklich zuträglich und angemessen?

Wie steht es um Tierarzneimittel, Hormone, um ethische Aspekte der Massentierhaltung?
Hier erfahren Sie alles Wesentliche einschließlich eines ausführlichen Anschriftenkataloges (Verbraucherschutz-Initiativen u.a.)

neu!

Schwung für die Verdauung!

Dieser neue Ratgeber stellt ein praxisorientiertes, ganzheitliches ● **Übungsprogramm** zur Normalisierung der Verdauung **in 7 Schritten** vor. Alle wichtigen Fragen werden behandelt: beispielsweise ● **Abführmittel**, Faserstoffe, der ● **Frischkost**-Faktor, ● **Milchsäure**, die Rolle der ● **Leber**, ● **Lebensmittelallergien**, Schutz vor Darmkrebs, Bedeutung der ● **Darmbakterien**, Verdauung und **Immunsystem.**

Ein »Selbsthilfeprogramm« für jedermann zur Sanierung der heute meist kranken Wurzel unseres Körpers.

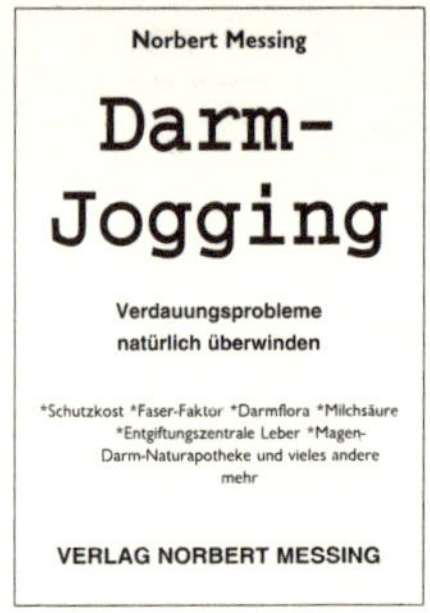

80 Seiten, DM 15,–

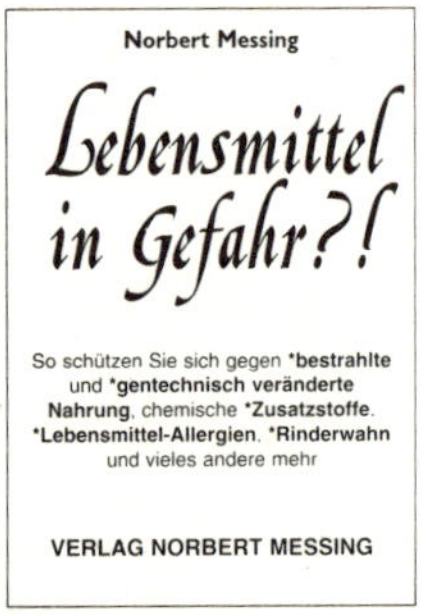

80 Seiten, DM 15,–

neu!

Sind unsere Lebensmittel in Gefahr?

Die »Fortschritte« in der Lebensmittel-Produktion überschlagen sich geradezu. Dabei drohen jedoch die Interessen der Verbraucher auf der Strecke zu bleiben. Hier erfahren Sie, wie Sie sich vor ● **gentechnisch veränderter Nahrung** oder ● **bestrahlten Lebensmitteln** schützen können. Außerdem: Wie vermeidet man unnötige und krankmachende ● **Lebensmittelzusatzstoffe?** Was weiß man wirklich über neuartige Seuchen wie den ● **Rinderwahn** – und vieles andere mehr.

Ein wirklicher »Rat«-Geber mit zahlreichen Praxistips sowie großem Adreßteil (Anlaufstellen, Initiativen).

Neu und aktuell!

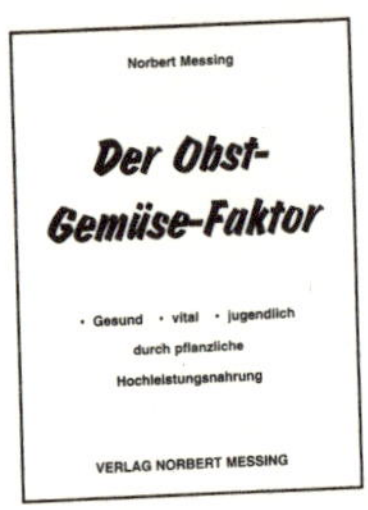

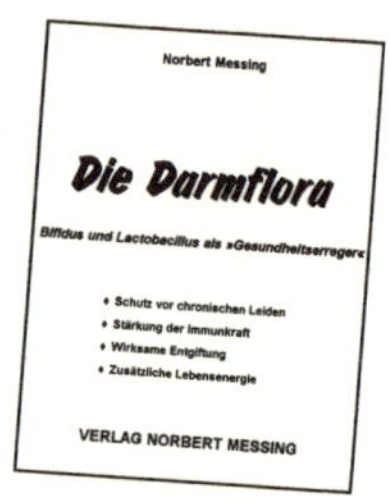

Äußerst spannend ist es, was sich gegenwärtig in der Medizin tut: Man ist nämlich dem Geheimnis jener Stoffe auf der Spur, die »Gesundheit erzeugen«, und dadurch wirksamer als alle Arzneien vor * Herzinfarkt, * Krebs, * Stoffwechselstörungen, * Rheuma, * Allergien, * Leistungsverlust im Alter schützen. Die Stoffe haben viele Namen (z.B. Flavonoide), ihre Quelle ist jedoch leicht zu benennen: vornehmlich besondere Früchte von Feld und Flur. Wie Sie diesen lebensrettenden ***Obst-Gemüse-Faktor*** am besten für Ihr persönliches Gesundheitsschicksal nutzen, erfahren Sie kompakt und gut lesbar in unserer Neuerscheinung!
DER OBST-GEMÜSE-FAKTOR, 1. Auflage 1995, 32 Seiten, DM 8,50

Der moderne Lebensstil schädigt vor allem unsere Verdauung und die ungemein wichtige ***Darmflora***. Hieraus resultieren verschiedene Gefahren (Rückvergiftung aus dem Darm, Krebs, Immunschwäche, Leberschädigungen). Um diesen vorzubeugen, müssen wir die ***Milchsäurebildner*** (Bifidus-Arten, Lactobazillen) des Darms durch unterstützende Maßnahmen fördern. Die symbiotischen Darmbakterien werden dadurch zu ***»Gesundheits-Erregern« und Schutzfaktoren ersten Ranges.*** Hier lesen Sie, was wir dabei gesundheitlich gewinnen und wie wir dieses Wissen praktisch in die Tat umsetzen können.
DIE DARMFLORA, 1. Auflage 1995, 32 Seiten, DM 8,50